MÉMOIRE

SUR LES

ABCÈS PÉRINÉPHRIQUES

PRIMITIFS.

LA CROIX-ROUSSE (LYON). — IMPRIMERIE DE TH. LÉPAGNEZ.

MÉMOIRE

ABCÈS PÉRINÉPHRIQUES

PRIMITIFS,

Par le Dʳ Bureau,

EX-SECRÉTAIRE DE LA SOCIÉTÉ MÉDICALE D'ÉMULATION.

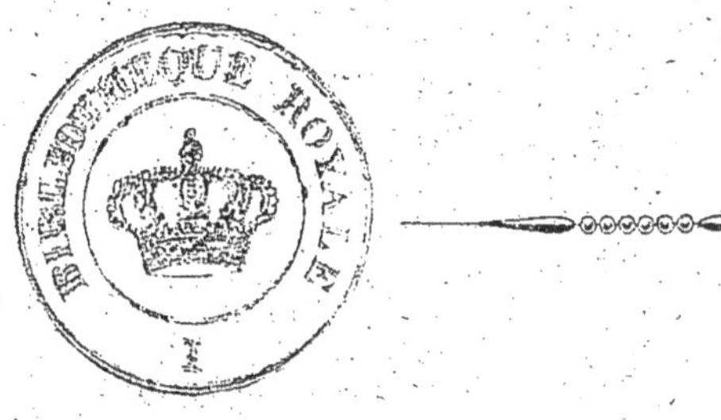

LYON.

CH. SAVY JEUNE, LIBRAIRE,

QUAI DES CÉLESTINS, 48.

1844.

MÉMOIRE

SUR LES

ABCÈS PÉRINÉPHRIQUES

PRIMITIFS.

Dans ce mémoire et dans d'autres qui le suivront, je me propose d'aborder plusieurs points de la pathologie des voies urinaires, qui ont été plus spécialement soumis à mon observation. En dirigeant mon attention vers un sujet aussi fécond en faits curieux qu'en enseignements pratiques, je m'efforcerai de rendre, s'il est possible, plus facile l'appréciation de ces affections qui passent bien souvent inaperçues à cause des difficultés incontestables dont leur diagnostic est presque toujours environné, et qui découragent assez l'observateur pour le laisser dans une funeste incertitude.

C'est ainsi qu'on a prétendu que la contre-indication à l'opération de la taille ou de la lithotritie, admise par un judicieux praticien pour le cas de la coexistence d'une affection des reins, était de nulle valeur, attendu qu'il était toujours impossible de la diagnostiquer sur le vivant.

Cependant, qu'il me soit permis de m'élever contre ce que renferme de trop absolu une telle proposition, et d'établir au contraire que, sauf quelques exceptions, il est toujours ou à peu près possible de porter dans ces cas un diagnostic sinon très-précis, au moins approximatif. Mais il arrive quelquefois que lorsqu'il se présente à un opérateur trop ardent un cas qu'il juge favorable à l'opération sous le rapport de l'état de la vessie ou du canal de l'urètre, il ne pousse pas plus loin ses investigations, il s'inquiète peu des reins, disposé qu'il est à regarder le calcul comme seule cause des désordres qu'il a observés et qui devront cesser une fois l'opération pratiquée. — Malheureusement il est loin d'en être toujours ainsi, et lorsqu'il arrive (ce qui est fréquent) que les reins sont malades, soit primitivement, soit secondairement au calcul vésical, l'opération leur donne une funeste secousse et hâte la terminaison fatale, de manière à faire souvent accuser le procédé opératoire d'un échec qui n'appartient en propre qu'au diagnostic. Dans les tableaux de statistique dressés pour l'appréciation comparative de la lithotritie et de la lithotomie, bon nombre de revers doivent être attribués à la cause que nous venons de signaler ; en sorte que les conclusions qui en ont été tirées sont loin d'avoir la valeur qu'on paraît y attacher et qui ne sera vraiment importante que lorsque le diagnostic sera plus précis sur ce point. Dans un autre travail je m'efforcerai de traiter cette importante question de diagnostic ; aujourd'hui je m'occuperai spécialement des abcès périnéphriques idiopathiques ou primitifs.

Le tissu cellulaire graisseux qui environne le rein et lui forme une véritable atmosphère qui l'isole des organes voisins, peut devenir d'emblée le siège d'une in-

flammation phlegmoneuse qui se termine par une suppuration plus ou moins abondante. Par leur position et les
rapports qu'elles prennent en se développant, ces collections purulentes peuvent en imposer pour d'autres affections, et la mort en est presque toujours la terminaison,
si l'art ne vient promptement en aide aux efforts de la
nature. Aussi ai-je pensé qu'il ne serait pas sans intérêt
de consacrer quelques pages à bien établir le diagnostic
de cette affection ; car c'est sa difficulté qui fait, on
peut le dire, toute la gravité de la maladie.

On trouve dans les auteurs d'assez nombreuses observations d'abcès siégeant autour des reins, mais dans
presque toutes, ces abcès sont évidemment consécutifs
à de profondes altérations des reins dans le tissu ou les
cavités desquels se trouvaient les sources du pus qui
s'était répandu à leur surface extérieure. Ces abcès que
nous appellerons périnéphriques secondaires avaient
déjà fourni à Lafite le sujet de plusieurs mémoires inté-
ressants insérés dans les Mémoires de l'Académie royale
de chirurgie, et à l'occasion desquels il s'était élevé de
brillantes et savantes discussions sur la néphrotomie.

On a vu aussi se former autour de l'un des reins des
collections de pus venant d'organes plus ou moins éloignés et constituant de véritables abcès par congestion.
C'est ainsi qu'on trouve dans les archives de 1829, rap-
portant le compte-rendu de la Société de médecine de
Bordeaux, un cas dans lequel un abcès périnéphrique
avait été formé par le pus d'une vomique ou plutôt d'un
empyème qui avait perforé le diaphragme. On a vu
aussi des abcès du foie se répandre autour du rein. Enfin, dans le savant Traité des maladies des reins, on trouve
sur ce point un très-grand nombre de faits que l'auteur

lui-même a observés ou qu'il a puisés dans les sources éparses de la science. Mais tous ces cas forment une catégorie distincte d'abcès symptomatiques dont nous ne parlerons qu'à l'article du diagnostic différentiel des abcès périnéphriques primitifs.

L'histoire de ces derniers n'existe pas, à vrai dire, jusqu'ici ; les auteurs ne paraissent pas s'en être occupés dans les traités généraux et spéciaux. M. Rayer, le premier frappé de leur importance, leur a réservé à l'article de la périnéphrite un chapitre, où ils se trouvent confondus avec les abcès périnéphriques secondaires ou consécutifs. Partout ailleurs on ne trouve que des observations isolées, le plus souvent sans commentaires, et qui paraissent n'avoir été enregistrées que comme des curiosités d'anatomie pathologique. — C'est ainsi que doivent être considérés les cas rapportés par Bell, Fabrice de Hilden, Cabrol. — Plus récemment, on trouve dans le *Journal des Hôpitaux de Lyon* de 1830, la description par M. Gardien, d'un énorme abcès extra-rénal, qu'on ne découvrit qu'en faisant l'autopsie du cadavre, le rein était sain. L'observation rapportée par M. Turmer, médecin de l'hospice de Saint-Thomas à Londres, et celle publiée par M. Blanc, dans la *Bibliothèque Médicale* sont bien plus intéressantes, en ce que les auteurs en donnant l'explication complète, démontrent avec quelle facilité ils ont été trompés dans le diagnostic qu'ils avaient porté. — Dans la clinique médicale du professeur Andral, le cas cité n'offrit pas la même difficulté, ses caractères tranchés et sa marche essentiellement chronique donnèrent tout le temps de bien baser le diagnostic et de lui trouver sa preuve nécroscopique ; on ne pensa pas à faciliter l'é-

vacuation de la matière purulente, en sorte que la pré-
cision du diagnostic ne fut purement que du luxe scien-
tifique.—Dans les observations rapportées par M. Rayer,
on voit que l'attention du praticien était parfaitement
éveillée sur ce sujet, aussi a-t-il pu enregistrer quelques
succès et prévoir la terminaison funeste des autres cas.
— Nous-même avons recueilli deux observations qui
seront rapportées plus bas.

Dans toutes ces observations, on voit que le travail
morbide a commencé d'emblée dans le tissu cellulaire
extra-rénal, sans que le tissu propre du rein ait été
primitivement le siège d'une transformation organique ;
et si l'on a trouvé dans quelques-uns de ces cas cet organe
altéré, il ne l'était que par le voisinage de l'inflammation,
ou par le contact prolongé du pus au milieu duquel il se
trouvait plongé.

Lorsque la maladie est récente, on ne trouve à l'autopsie que de petits foyers de peu d'étendue et séparés
encore les uns des autres par des cloisons cellulaires ;
mais lorsqu'elle a duré quelque temps ces petits foyers
se réunissent et font place à un seul vaste foyer, au milieu duquel se trouve le rein ordinairement sain. L'a-
bondance et la laxité du tissu cellulaire sous-péritonéal
favorisant l'extension du foyer, on a vu le pus se frayer
à la longue des voies tout-à-fait extraordinaires. C'est
ainsi qu'on l'a vu venir former une tumeur sous l'arcade
crurale à la manière des abcès par congestion, suite de
la carie vertébrale ou du psoïtis. D'autres fois, mais plus
rarement, on l'a vu suivre une marche inverse à celle
marquée par les lois de la pesanteur et venir s'ouvrir dans
les bronches après avoir perforé le diaphragme. Dans
d'autres cas, des adhérences se forment avec des portions

intestinales voisines qui se perforent par un travail ulcé-
ratif, et le pus trouve dans l'un ou l'autre colon une voie
naturelle. Très-souvent ces adhérences ne se forment
pas dans un point aussi favorable, et l'épanchement se
fait dans la cavité péritonéale.

Mais le plus ordinairement le foyer purulent se
trouvant cerné par des adhérences solides et par l'épaississement des feuilles péritonéaux adjacents qui ont
participé au travail inflammatoire, le pus s'infiltre entre
les muscles qui forment les hypocondres, et choisissant
les espaces les plus cellulaires et par conséquent les
moins résistants, s'insinue dans un petit espace trian-
gulaire laissé par le défaut des fibres du muscle carré
lombaire à l'origine de la dernière fausse côte, et des
fibres aponévrotiques du muscle transverse ; il se
trouve bientôt ainsi en contact avec les faisceaux des
muscles des gouttières vertébrales. — L'épaisseur de
ces muscles et la résistance de leurs aponévroses ne
pouvant être surmontées, le pus les contourne et vient
faire saillie au-dessous de l'aponévrose terminale du
grand dorsal. J'ai vu cependant un cas où cette barrière
charnue et aponévrotique ayant été franchie, le pus
vint faire saillie très-près des apophyses épineuses.

Lorsque le rein est resté longtemps plongé dans cette
matière purulente, sa membrane fibreuse extérieure
si ténue et transparente d'ordinaire, s'épaissit ainsi
que la couche celluleuse qui l'unit à la substance corticale, à tel point qu'elle forme au rein une espèce de
coque opaque blanchâtre, semblable à la tunique albu-
ginée du testicule ; elle sert alors, pour ainsi dire, de
point central de réunion aux brides qui traversent la
cavité de l'abcès, et qui sont formées comme dans les

autres abcès, par des lames de tissu cellulaire condensé
ou par des vaisseaux et des nerfs qui ont résisté à l'action macérante du liquide purulent ; plus tard le rein
diminue de violence et subit une espèce d'atrophie. —
Ce n'est que dans les cas très-aigus, où la mort est
survenue peu de temps après la formation du pus, que
l'on trouve sur la surface extérieure du rein des traces
évidentes d'inflammation aigüe, mais qui s'étendent
rarement au delà de la substance corticale. Souvent
même elles s'arrêtent aux enveloppes de l'organe,
comme le prouve l'épaississement que nous avons signalé
précédemment, et qui peut même être considéré comme
l'origine des ossifications qu'on a remarquées quelquefois.

Le développement et la marche des abcès périnéphriques primitifs, sont environnés presque toujours d'une
grande obscurité, qui jette le praticien dans une sécurité
ou une incertitude de diagnostic d'autant plus fâcheuse,
que l'art doit se substituer le plus tôt possible aux res-
sources de la nature pour évacuer le foyer purulent
qu'il serait dangereux d'abandonner à lui-même.

C'est le plus souvent à la suite d'une contusion violente des lombes, soit par un coup porté directement,
soit dans une chûte, que l'on a vu se développer des accès d'emblée autour des reins ; fréquemment aussi il a été
impossible de ne pas leur reconnaître pour cause celle de
la plupart des maladies aigües, je veux dire la suppres-
sion brusque de la transpiration par un froid humide et
continu. On les a observés aussi à la suite de la disparition
d'une affection dartreuse occupant une large surface ;
justifiant ainsi l'opinion des anciens sur les métastases,
opinion dont on tient aujourd'hui trop peu compte dans

bien des circonstances. Enfin on prétend les avoir vus
survenir comme crises de certaines fièvres graves ; un
médecin anglais en a rapporté avec détail une observation. Au reste, l'analogie porte très-bien à admettre ce
fait : il ne paraît pas étonnant que la nature choisisse cette
région si abondamment pourvue de tissu cellulaire pour
y déposer après la coction les matériaux éliminés du
torrent de la circulation. Ces crises par purulence, quoique n'étant pas les plus ordinaires, se remarquent assez
souvent dans certaines maladies. — Qui est-ce qui n'a
pas vu soit dans les hôpitaux, soit dans sa pratique, à la
suite des varioles, lorsque après la dessication des pus-
tules le malade commence à entrer en convalescence,
survenir dans presque toutes les régions du tronc et des
membres de petits abcès sous-cutanés remplis d'un pus
bien lié, sans que leur présence ait été précédée d'aucune trace d'inflammation locale. — Les bubons des
grands typhus rentrent dans la même catégorie. J'ai vu
aussi dans un cas de fièvre typhoïde grave chez un jeune
sujet, la terminaison de la convalescence qui était longue et difficile, ne s'opérer qu'après l'évacuation d'un
abcès assez considérable qui s'était formé dans l'épaisseur
des parois abdominales et qu'il fallut ouvrir, les aponévroses offrant une trop grande résistance aux efforts
de l'organisme.

Quoi qu'il en soit, plus ou moins longtemps après
l'action de la cause déterminante, il se développe dans
la région rénale une douleur profonde, gravative, accompagnée de réaction fébrile, lorsque la cause a été
violente, et doit imprimer une marche aiguë à la maladie. Lorsque l'abcès se forme par métastase ou par
crise, la douleur et le mouvement fébrile sont remplacés

seulement par quelques accès qui reviennent d'une manière intermittente presque périodique ; dans ce cas, la collection purulente se forme lentement ; et c'est surtout alors qu'il y a le plus d'obscurité dans le diagnostic ; il n'y a que l'existence d'une douleur le long du cordon testiculaire et dans le testicule lui-même, ou dans les ovaires qui, jointe aux accès intermittents, puisse faire soupçonner qu'il se passe quelque chose du côté des reins.

Dans le premier cas, la douleur augmente et change de caractère ; elle finit par devenir lancinante, la fièvre continue avec des exacerbations intermittentes, qui présagent la formation du pus et l'on voit bientôt la région rénale s'empâter, se tuméfier, montrant ainsi la voie que doit se frayer le pus ; ce qui n'arrive au contraire que bien lentement dans le cas où l'abcès se forme par métastase ou par crise.

Dans l'un et l'autre cas l'urine donne toujours des signes négatifs, elle ne prend aucun caractère particulier, et se montre telle qu'elle est toujours dans des affections étrangères à son organe sécréteur, soit aigüe, soit chronique.

On voit par le petit nombre de symptômes dont elle s'accompagne, avec quelle facilité cette maladie peut passer inaperçue. — Lorsqu'elle affecte une marche aigüe à la suite d'une violence extérieure, on peut, il est vrai, soupçonner son développement ; mais il y a loin de là à la certitude ; en effet la persistance de la douleur peut être le fait seul de la contusion, et la fièvre qui persiste peut être considérée comme liée à la douleur elle-même en temps que douleur, s'il ne suffisait pas pour l'expliquer, du travail qui doit s'accomplir à la suite d'une contusion violente, pour l'élimination par résorption des liquides épanchés. Ce n'est que lorsque la douleur change de caractère et la fièvre de type, que le simple soupçon peut se rapprocher de la certitude, que l'on n'acquiert, en définitive, que lorsque l'empâtement et la tuméfaction de la région lombaire viennent à se manifester ; encore faut-il avoir l'attention dirigée dans ce sens pour saisir sa première apparition.

Dans les cas où la formation de l'abcès n'est pas précédée d'un travail inflammatoire local et que les circonstances antécédentes ne viennent pas mettre sur la voie, on peut laisser la tuméfaction de la région rénale devenir considérable, avant même qu'on se soit douté à quoi l'on avait à faire ; surtout si la douleur testiculaire n'a pas été prise en considération, ainsi que les accès fébriles périodiques qui peuvent être très-légers.

Indépendamment de la difficulté de diagnostic inhérente au développement obscur et à la marche insidieuse de ces abcès, il faut ajouter encore celle que vient apporter le grand nombre de lésions qui peuvent siéger dans ces régions et venir en imposer au praticien le plus attentif, en présentant plusieurs et même tous les symptômes que nous avons reconnus aux abcès périnéphriques primitifs. Aussi devient-il nécessaire d'établir son diagnostic par voie d'exclusion, en passant en revue toutes ces maladies qui peuvent donner le change, et faire, en un mot, le diagnostic différentiel. — La simple énumération suffit pour en faire sentir l'indispensable nécessité ; c'est ainsi que les douleurs qui accompagnent le début de la maladie peuvent être prises pour celles du rhumatisme lombaire du lombago, de la néphrite chronique, enfin de la colique néphrétique. —

La tuméfaction de la région rénale peut être déterminée, si elle l'est d'une manière aigüe, par un psoïtis.— Si elle l'est d'une manière chronique, elle peut reconnaître pour cause toutes les tumeurs que forme le rein affecté d'hydatides, d'hydronéphrose, de pyélite calculeuse chronique avec obstruction de l'uretère, d'abcès de son parenchyme, de tubercule, de cancer, d'hémorrhagie, etc. — Des organes voisins des reins peuvent aussi être cause d'erreur; ainsi l'on a vu des collections purulentes formées dans le parenchyme du foie, de la rate, dans le tissu cellulaire autour du cœcum, dans la plèvre même, venir se réunir autour de l'un ou de l'autre rein, et donner ainsi le change sur leur véritable origine; il en est de même des abcès formés par la fonte des vertèbres. L'anévrisme de l'aorte descendante et des artères émulgentes a pu prêter à un abcès périnéphrique un ensemble de symptômes assez complet pour faire rejeter l'ouverture de la tumeur et la laisser s'ouvrir dans le péritoine. — Enfin d'autres tumeurs anormales peuvent siéger dans ces régions et apporter leur contingent d'obscurité pour le diagnostic.

En reprenant une à une chacune des affections que nous venons d'énumérer, on voit cependant qu'il y a quelques légères nuances qui les font distinguer, et qu'il est bon de mettre en relief, pour qu'on puisse les saisir plus facilement.

1° La douleur rhumatismale du lombago occupe presque toujours les deux côtés de l'épine; tandis que celle qui marque le début des abcès périnéphriques ne siége que de l'un ou de l'autre côté; il est sans exemple en effet, jusqu'à ce jour, que ces collections purulentes se forment simultanément et primitivement autour

des deux reins; le plus souvent le lombago est apyréti-
que, les mouvements du trouc, l'action surtout de se
redresser, réveillent de vives douleurs et sont parfois même impossibles, ce qui n'a pas lieu dans les
abcès périnéphriques, à moins que le travail inflammatoire ne soit assez avancé pour que le pus intéresse les
muscles de la région lombo-sacrée, en tentant de se
frayer un passage dans cette direction, et alors la tuméfaction, l'empâtement accompagné de frissons plus ou
moins irréguliers sont venus éclairer le diagnostic, en
mettant hors de cause les douleurs du lombago. L'inflammation purulente des masses musculaires dorso-
lombaires, est un cas éminemment rare, pour ne pas
dire sans exemple dans la science.

Il n'en est pas de même du psoas, ce muscle devient
surtout à la suite d'efforts violents ou sous l'influence
de causes rhumatismales, comme le tissu cellulaire
extra-rénal, le siège d'une inflammation qui parvient
presque toujours à la période de suppuration. Ses causes, son début étant les mêmes que pour les abcès périnéphriques, on conçoit qu'il puisse être facile de
confondre ces deux maladies; surtout si l'on considère
que la douleur ayant primitivement le même caractère,
s'accompagne dans les deux cas de rétraction du membre pelvien correspondant et d'impossibilité de l'extension. — Cependant, ce signe quoique commun aux deux
affections, peut et doit être d'un grand secours pour le
diagnostic différentiel. — En effet, dans l'abcès extra-
rénal, la rétraction et l'impossibilité d'extension sont à
un degré bien moins considérable que dans le psoïtis.
— Dans ce dernier cas, en effet, toutes les fibres du
psoas, y compris celles de l'iliaque, sont enveloppées dans

l'inflammation ; ce sont elles qui en sont le siège, et c'est à leurs dépens que doit s'accomplir la transformation purulente ; tandis que dans les abcès extra-rénaux, le psoas seul, dans sa portion supérieure et la plus voisine du centre inflammatoire, étant affecté par voie de contiguité, la rétraction du membre se borne à une légère flexion sur le bassin et le malade l'aperçoit à peine quelquefois, et seulement alors qu'on veut lui faire exécuter l'extension du membre, ce qui n'est jamais impossible, mais plus ou moins douloureux. — Enfin, la distinction est bien plus facile lorsque le pus a cherché à se faire jour au dehors. C'est, en effet, au-dessous de l'arcade crurale, à l'insertion fémorale des muscles psoas et iliaque qu'il vient faire saillie dans le psoïtis ; tandis que c'est dans la région lombaire au dessous de la dernière fausse côte qu'il apparaît dans le cas d'abcès périnéphriques. On l'a cependant vu aussi fuser le long du psoas et venir à la manière d'un abcès par congestion, s'ouvrir au pli de la cuisse, mais c'est presque toujours lorsqu'il se forme très-lentement, dans le cas d'une fistule rénale.

Les abcès par congestion qui viennent s'ouvrir au pli de la cuisse ou dans les lombes pourraient facilement en imposer, si la saillie des apophyses épineuses qui dans l'immense majorité des cas s'accompagne de l'incurvation antéro-postérieure de la colonne vertébrale ne venait rendre impossible toute espèce de doute. Au reste, la marche essentiellement chronique de ces abcès qui imprime à l'économie un cachet spécial d'émaciation, fonderait encore une différence capitale, si la saillie épineuse venait à manquer, comme on l'a remarqué plus d'une fois avec l'absence de douleur lombaire.

2

Dans la néphrite aigüe, la douleur présente, il est vrai, une très-grande analogie quant au siège, avec celle des abcès périnéphriques. Cependant elle en diffère en ce qu'elle est constamment accompagnée de douleurs le long du trajet du cordon spermatique avec rétraction du testicule correspondant; la pression ne l'augmente presque pas, comme cela a lieu dans le cas d'inflammation du tissu cellulaire extra-rénal. — Enfin, dans la néphrite, les urines muqueuses ou purulentes que l'on observe constamment, suffisent ordinairement pour faire éviter toute méprise, à moins qu'il y ait co-existence d'une néphrite et d'une périnéphrite, ce qu'on observe quelquefois, mais rarement. Dans ce cas alors on ne peut croire primitivement qu'à l'existence de la néphrite. — La saillie du pus à la région des lombes, qui s'est élargie en même temps que tuméfiée, vient confirmer le diagnostic de la double affection que l'on doit combattre.

On a vu un cas de néphrite aigüe être accompagné de tous les symptômes des abcès périnéphriques co-existant avec la néphrite. — Ce cas qui se termina par la mort, fut remarquable à l'autopsie, en ce que le pus qui s'était accumulé autour du rein provenant de la fonte purulente de la surface extérieure de la substance corticale, était retenu par la membrane propre qui s'était dilatée; cette collection purulente qui était extra-rénale, si l'on s'en tient à l'acception rigoureuse du mot, était bien en réalité intra-rénale, puisque communiquant avec quelques cônes de la substance tubuleuse, elle se serait évidemment vidée dans le bassinet si la mort ne fut survenue. Ce cas était, comme on le voit, fort obscur, puisque les signes généraux et la plupart des signes locaux indiquaient l'abcès extra-rénal ; cependant l'absence de l'élargissement de la région lombaire et son peu de tuméfaction, pouvaient faire apporter quelque restriction au diagnostic, en faveur de l'abcès extra-rénal.

Je ne pense pas que les coliques néphrétiques puissent être une source aussi féconde d'erreurs ; en effet, la douleur qui les accompagne est tellement aigüe, déchirante, avec rétraction des testicules chez l'homme, qu'elle est facile par elle-même à distinguer ; les nausées et les vomissements que le malade éprouve en même temps en disent assez, si d'abord les antécédents n'apprennent la précédente apparition de quelque crise semblable suivie d'excrétion d'urine graveleuse.

Lorsque le rein est affecté d'hydronéphrose, les signes sensibles sont, il est vrai, à peu près les mêmes que pour l'abcès périnéphrique ; cependant l'élargissement de la région lombaire est plus considérable, la tumeur formée par le rein dilaté fait plus de saillie à travers la paroi abdominale, et s'il y a un empâtement de la région rénale, il n'y a que très-peu ou pas de saillie. — Au reste, qu'elle soit congéniale ou acquise, cette affection ne s'accompagne presque jamais de réaction, elle marche sourdement et arrive à un degré considérable sans troubler la synergie fonctionnelle. Ce n'est que lorsqu'elle existe en même temps des deux côtés d'une manière complète, que la diminution, puis la suspension totale de la sécrétion urinaire apportent un trouble tel, que la mort ne se fait pas attendre, précédée de symptômes cérébraux que les auteurs considèrent comme le résultat de la modification du sang privé de son émonctoire le plus puissant.

Les hydatides qui se développent dans les reins peuvent acquérir un volume assez considérable pour donner les mêmes signes que l'hydronéphrose, et, comme cette affection, égarer le diagnostic; elles ne déterminent d'abord ni signes locaux ni signes généraux, et les mêmes réflexions que celles fournies par l'affection précédente lui sont applicables lorsque la poche hydatique ne communique pas avec le bassinet. Lorsque au contraire l'enveloppe commune s'est ouverte et donne passage à une partie de son contenu dans le bassinet et l'uretère, alors le malade ressent des douleurs rénales qui s'étendent comme dans les coliques calculeuses du rein à la vessie suivant le trajet de l'uretère. L'excrétion de l'urine est souvent très-difficile et ne se fait qu'avec beaucoup d'efforts qui ont pour but de chasser des lambeaux pelliculaires hydatiques comme j'en possède une observation très-remarquable. — Dans ce cas il n'y a plus d'erreur possible, pourvu qu'on ait eu le soin d'examiner attentivement les urines, ce qui n'arrive pas toujours.

Dans le cas de néphrite ou de pyélite calculeuse, il est vrai de dire que si l'on n'avait pas pour s'éclairer l'histoire des antécédents, l'erreur serait très-facile à commettre, et c'est ici que va se placer le diagnostic distinctif des abcès périnéphriques primitifs d'avec les périnéphriques secondaires. — Un petit calcul s'étant formé dans un des cônes des tubules peut s'accroître de telle sorte qu'il ne puisse sortir du petit canal où il s'est primitivement déposé, et cependant s'aggrandir de manière à parvenir dans le bassinet; là il augmente insensiblement au point de boucher incomplètement d'abord, puis complètement l'uretère; c'est le calcul branchu. Sa présence qui provoque ordinairement une inflammation purulente des cavités qui le contiennent peut, si la surface extérieure est lisse, n'en avoir déterminé aucune et l'urine n'avoir donné que des signes négatifs, c'est-à-dire n'avoir été nullement altérée. Lorsque au contraire, après avoir oblitéré l'uretère, son volume est devenu trop considérable, alors le bassinet, le tissu rénal lui-même deviennent le siège d'une phlegmasie qui convertit en pus une grande partie du rein, et ce pus peut, après avoir perforé par voie ulcérative un point du tissu rénal, tomber dans le tissu cellulaire extérieur au rein où il forme un abcès périnéphrique secondaire qui s'accompagne alors seulement de tous les signes locaux et généraux des abcès primitifs. Avant cette époque il peut n'exister pas le plus léger symptôme.

Si l'absence de colique néphrétique antérieure et d'urine graveleuse venait se joindre à l'absence de la pyélite, le cas serait tout-à-fait indéterminable, et le diagnostic différentiel serait impossible ; mais dans ce cas, l'imperfection du diagnostic trouverait grâce devant le but à atteindre, qui est le même dans les deux cas au point de vue thérapeutique. En effet, que l'abcès soit primitif ou qu'il soit secondaire, il est toujours urgent de donner issue au pus contenu dans la poche lombaire, afin d'éviter la perforation du péritoine ; seulement le résultat définitif est bien différent et le pronostic bien plus grave ; dans le cas où l'abcès est primitif, la cicatrisation complète s'opère après l'évacuation du pus, tandis que lorsqu'il est consécutif à une fistule rénale, l'ouverture extérieure reste aussi fistuleuse, entretenue qu'elle est par le suintement urineux continuel qui se partage entre cette nouvelle voie et celle de l'uretère. — En même temps que le pus s'évacue à mesure qu'on a pratiqué l'incision des lombes, il sort quelquefois, soit spontanément, soit avec l'aide de l'opérateur, un ou plusieurs calculs assez volumineux qui se trouvaient dans l'abcès, comme nous l'avons précédemment indiqué; c'est cette circonstance qui a pu bien souvent faire croire à quelques anciens opérateurs qu'ils avaient pratiqué véritablement la néphrotomie, bien qu'ils n'eussent ouvert qu'une poche extra-rénale; c'est au moins l'opinion qu'il est facile de se former en analysant leurs observations, surtout si l'on a égard à la remarque précédente.

Cependant, le plus ordinairement le diagnostic que nous cherchons à établir entre les abcès primitifs et secondaires périnéphriques, n'est pas si difficile; presque toujours pour les abcès secondaires on retrouve que les urines sont ou ont |été graveleuses, ou purulentes, ou sanguinolentes, ou réunissant à la fois tous ces caractères, ce qui peut mettre sur la voie de l'état du rein lui-même, en même temps que la douleur indique lequel de ces deux organes est affecté. — Il ne faut pas croire néanmoins que lorsqu'un seul rein est affecté, un seul soit douloureux; presque toujours en vertu de la loi de sympathie des organes symétriques, lorsqu'un rein souffre, l'autre souffre aussi, et souvent on a eu de la peine à distinguer lequel était le siège réel de la maladie; ce n'est guère que l'augmentation de la douleur à la pression, en même temps que la sensation d'une augmentation de volume de l'organe malade, qui peut fixer d'une manière positive. — Lorsque le tissu cellulaire seul en l'absence du rein est le siège de la phlegmasie, il n'existe pas de l'autre côté de douleur sympathique, ce qui doit encore constituer un signe distinctif très-important. — Je ne parle pas des phénomènes généraux qui sont les mêmes dans les deux cas, à cette seule différence que dans les abcès secondaires ils existent bien plus longtemps avant l'apparition de la tumeur purulente que dans l'abcès primitif, et s'accompagnent des symptômes propres aux pyélites et néphrites calculeuses.

Les tumeurs rénales cancéreuses peuvent être facilement la cause d'une erreur de diagnostic; en effet, si cette dégénérescence morbide du rein se rencontre quelquefois comme complément d'un état diathésique, ou seulement comme conséquence du sarcocèle, le plus souvent aussi elle se développe d'emblée dans le rein, et lorsque la tumeur a acquis un certain volume, l'urine restant intacte, d'abord comme il n'y a eu pour autre signe que de la douleur dans cette région, on peut très-bien supposer l'existence d'un abcès extra-rénal, mais plutôt d'un abcès secondaire que d'un abcès primitif, parce que ce dernier, plus ordinairement que le premier, a une marche aigüe. Le premier cas se rapproche ainsi beaucoup sous ce point de vue de l'altération cancéreuse qui ne détermine d'abord qu'une réaction peu intense; mais lorsque le cancer du rein est parvenu à une période plus avancée, il s'accompagne de symptômes caractéristiques qui mettent hors de doute son existence. — C'est ainsi que des hématuries qui se reproduisent plus ou moins souvent, suivies de la présence dans l'urine d'une matière purulente, ou plutôt de détritus qui lui communiquent une odeur fétide, sont la conséquence de la dégénérescence cancéreuse encéphaloïde du rein, variété qui est de beaucoup la plus ordinaire dans cet organe. Enfin le développement de l'état général propre à la cachexie cancéreuse, vient donner une dernière confirmation au diagnostic porté d'après les précédents symptômes.

Les reins affectés de la dégénérescence tuberculeuse ne peuvent pas, aussi bien que les reins cancéreux, obscurcir le diagnostic des abcès périnéphriques, parce que rarement les masses tuberculeuses arrivent à un volume considérable ; cela n'arrive que lorsque la matière tuberculeuse s'est infiltrée dans l'épaisseur des parois de l'uretère en assez grande quantité pour obstruer le canal et déterminer une rétention d'urine dans le bassinet, et par suite une poche rénale multiloculaire, plus ou moins remplie de matière tuberculeuse. Mais on a observé presque toujours dans cette circonstance, que l'affection est concomitante d'un état de diathèse tuberculeuse, ou que déjà la matière hétérogène s'est déposée dans presque toutes les autres parties des voies urinaires, circonstance qui ne se rencontre dans la diathèse tuberculeuse que lorsque le rein y a participé d'abord.

Le pus après s'être formé au sein d'organes plus ou moins éloignés des reins peut, comme nous l'avons dit, venir se réunir dans le tissu cellulaire qui enveloppe les reins et former de véritables abcès par congestion ou symptomatiques, dont on a souvent beaucoup de peine à découvrir la source. — Cependant il est plus ordinaire de voir ces abcès précédés des symptômes propres aux inflammations de chacun des organes qui y donne naissance ; ainsi la pleurésie, l'hépatite, la splénite, donnent des signes qui permettent facilement, à quelques exceptions près, dans le plus grand nombre de cas de les reconnaître.

Lorsqu'il se forme un abcès autour du cœcum, le pus, au lieu de venir faire saillie à l'arcade crurale, peut remonter et se rassembler autour du rein correspondant ; mais alors il a été précédé de symptômes qui ne permettaient pas de méconnaître l'affection primitive, entre autres la douleur fixe dans la fosse iliaque droite, accompagnée de la constipation la plus opiniâtre. — Comme cette affection est presque toujours aiguë, elle s'accompagne de symptômes de réaction tout-à-fait semblables à ceux des abcès extra-rénaux, ce qui pourrait être une cause de confusion.

On a vu l'anévrysme de l'aorte abdominale et des artères émulgentes déterminer des tumeurs dont la nature avait été totalement méconnue pendant la vie, et que l'on avait pu confondre avec des abcès périnéphriques. — Cette erreur paraît devoir être à priori assez difficile à commettre, quand on pense que ces tumeurs devaient nécessairement s'accompagner des signes regardés par les auteurs comme caractéristiques de la tumeur anévrysmale, tels que battement avec expansion et bruit de souffle, etc. — Malheureusement, si ces signes sont le plus souvent infaillibles pour établir le diagnostic d'une douleur anévrysmale d'un membre, il n'en est pas de même pour celles qui siègent dans les cavités du tronc. Bien souvent des praticiens très-distingués ont pris pour des anévrysmes, des tumeurs de diverse nature, quelquefois même énormes, qui, s'appuyant sur l'aorte, en recevaient la double propriété de transmettre à la main des battements avec expansion et à l'oreille des bruits de souffle. — Il n'est pas alors étonnant qu'en sens contraire, on ait pris pour des tumeurs solides ou liquides de véritables anévrysmes,

auxquels on a été conduit à appliquer des traitements
et même des procédés opératoires tout-à-fait nuisibles.
— Il importe donc d'apporter la plus grande attention
pour éviter une erreur qui pourrait être fatale.

Ici nous rappellerons l'observation que nous avons
faite déjà sur l'absence de réaction fébrile qu'on signale
pendant l'origine lente et graduelle de plusieurs affections à marche essentiellement chronique qui, en développant des tumeurs dans les régions lombaires, peuvent simuler les abcès périnéphriques. — L'anévrisme
de l'aorte abdominale ou des artères rénales, est remarquable en ce que longtemps avant qu'elle soit sensible
au toucher et qu'elle déforme la région lombaire, elle
provoque des douleurs qui ont une très-grande analogie
avec celle de la néphralgie; lorsqu'elle devient appréciable par le palper, la sensation de battement avec
expansion et du bruit de souffle vient mettre sur la voie
du diagnostic; mais ce n'est qu'après l'avoir souvent
vérifié, après avoir constaté la constance de tous les
phénomènes propres à l'affection que l'on a soupçonnée,
que l'on peut porter un jugement définitif; encore l'autopsie vient-elle bien souvent nous démontrer l'insuffi-
sance de nos moyens d'investigation.

Je pourrais encore mentionner d'autres tumeurs
anormales qui peuvent déformer les régions lombaires,
telles que la transformation graisseuse des reins, les
épanchements apoplectiformes qui peuvent se faire dans
la capsule surénale, comme j'en ai observé un cas à
l'hôpital de la Charité de Paris; mais ces affections sont
assez rares et donnent lieu à des symptômes trop vagues
pour qu'on puisse établir quelque chose de précis à leur
égard.

Pour résumer le diagnostic des abcès périnéphriques primitifs, je placerai ici deux observations que j'ai recueillies, l'une à l'hôpital de la Charité de Paris, et l'autre en ville.

PREMIÈRE OBSERVATION. — La femme Marchand, âgée de 65 ans, domestique, d'une constitution grêle, n'a cependant jamais été malade, et a toujours mené une vie fort active. Seulement à l'âge de 45 ans, elle dit avoir été prise de violentes douleurs accompagnées de vomissement ; ces douleurs auxquelles il lui est impossible d'assigner aucune cause, disparurent pour ne plus se faire sentir.

A son entrée à la Charité (4 août 1836), elle se plaint d'éprouver depuis cinq ou six mois un état de malaise dans la région du rein droit, surtout lorsqu'elle veut faire un léger effort ; cependant jamais la sécrétion urinaire n'a été troublée. — Elle n'a jamais offert de caractère particulier.

Il y a huit jours, sans circonstance notable, elle est prise de frisson avec douleur très-vive dans la région rénale droite.

Depuis ce jour la fièvre persiste ainsi que la douleur, sans autre signe du côté des urines. — Examinée le jour de son entrée, la malade offre un élargissement notable de la région rénale droite avec saillie prononcée en arrière ; le palper augmente sensiblement la douleur habituelle, et fait découvrir, ainsi que la percussion, une tumeur assez difficile à circonscrire, mais qui se limite en avant par le foie, descend en lac vers le niveau de la crête iliaque et dépasse un peu la limite de la ligne blanche. En appliquant une main en avant et l'autre en arrière de cette tumeur, on peut obtenir la sensation

d'une fluctuation profonde et obscure ; il y a un léger
engourdissement du membre pelvien droit.

L'urine est de couleur un peu foncée, mais limpide,
ne déposant qu'un léger nuage de mucus.

La fièvre est intense, la figure animée, la langue rouge,
visqueuse, tendant à se sécher, soif intense, constipation.

On pense aussitôt d'après la marche aigüe de la maladie, l'absence de lésion antérieure de la sécrétion
urinaire et la fluctuation qu'on sentait dans la tumeur,
qu'on avait à faire à un abcès périnéphrique primitif,
c'est-à-dire ne succédant pas à une fistule rénale. Cependant l'accès de colique néphrétique éprouvé il y a
25 ans, comme les douleurs sourdes éprouvées par la
malade depuis six mois, pouvaient bien faire soupçonner
un état morbide du rein qui serait devenu fistuleux et
se serait entouré d'une collection purulente fournie par
la fistule rénale ; néanmoins, comme l'intégrité de l'état
de l'urine avait toujours été constante, la première
opinion restait celle qui réunissait en sa faveur le plus
de probabilité.

Malgré un traitement antiphlogistique local et général assez énergique qui fut employé, les accidents précédemment mentionnés ne diminuèrent pas ; loin de là,
d'autres s'y joignirent ; ainsi il survint une diarrhée
copieuse, la langue se couvrit ainsi que les dents de
croûtes fuligineuses, les traits s'altérèrent, la saillie
lombaire postérieure devint plus prononcée et la fluctuation plus manifeste, les traits s'altérèrent et la face
devint terreuse. — Il était évident que la malade ne
résisterait pas longtemps si l'on ne donnait issue à cette
collection purulente.

Le cinquième ou sixième jour après son entrée à

l'hôpital, la malade fut opérée. Une incision de trois pouces de longueur fut faite par M. Velpeau, que M. Rayer en avait chargé. L'instrument enfoncé à deux pouces de profondeur environ pénètre dans une cavité d'où il s'échappe par l'ouverture un litre et demi d'un pus séreux grisâtre d'une fétidité insupportable, rappelant fortement l'odeur stercorale. On explore avec le doigt la cavité de cet abcès et l'on ne rencontre aucun corps étranger. — Là se termina l'opération; la malade fut immédiatement soulagée.

Le lendemain le facies n'était déjà plus aussi altéré, la fièvre a diminué, la douleur lombaire a presque disparu ainsi que la saillie postérieure, mais en avant on sent encore à travers les parois de l'abdomen une petite tumeur; l'urine continue à être naturelle, il s'écoule toujours du pus par la plaie; au bout de huit jours, elle se couvre de bourgeons charnus qui bientôt en opèrent sa complète cicatrisation. Cette malade paraissait complètement guérie, devoir bientôt sortir de l'hôpital, lorsque ayant été découverte dans son lit elle prit froid et présenta à l'auscultation, deux jours après, tous les symptômes d'une pneumonie du côté droit, sans toux, ni expectoration, ni dyspnie, ni douleur. Cette pneumonie insidieuse traitée énergiquement par les antiphlogistiques et les contro-stimulants fut bientôt enrayée, mais la convalescence fut longue; pendant cet intervalle la cicatrice de l'incision lombaire se déchira et donna passage à un flot de liquide séreux qui inonda la malade. Cette ouverture se ferma au bout de huit jours, puis se rouvrit un mois après, pour se refermer complètement un mois après. Enfin, le 7 novembre, la santé générale étant parfaite, la malade sortit de l'hôpital complètement guérie, ne conservant qu'une tumeur dure qu'on sentait à travers les parois abdominales dans la région rénale, dépendant de l'épaississement et de l'induration des membranes qui avaient formé les parois de l'abcès extra-rénal.

Ainsi, comme on l'avait soupçonné, le rein n'était pas fistuleux, car s'il l'eût été, il serait resté une fistule urineuse lombaire. La disparition rapide de l'odeur stercorale du pus indiquait clairement que l'intestin n'avait pas été non plus perforé, et que cette odeur n'avait été transmise au pus que par voie de transsudation à travers les parois intestinales.

IIᵉ Observation. — Caroline D..., âgée de 36 ans, d'une bonne constitution et d'un tempérament lymphatique sanguin, a toujours joui d'une bonne santé, si ce n'est qu'elle porte depuis plusieurs années une affection dartreuse, dont l'aspect ulcéré et la disposition en circonvolution ainsi que la ténacité, donneraient à penser qu'elle tient à une cause suspecte. Elle ressemble, en effet, beaucoup à l'ecthyma syphilitique ancien, formant de petits rubans ulcérés, et malgré que la malade repousse bien loin cette supposition, tout porterait à y croire, si l'on n'observait que les parties qui se sont cicatrisées, n'ont point laissé à leur place cette teinte cuivrée caractéristique des syphilides; ces cicatrices, en effet, sont très-blanches et très-fines. Pendant un certain temps cette dermatose a occupé une très-grande étendue sur toute la région du tronc et des membres, mais depuis quelque temps son étendue s'est beaucoup diminuée et se trouve restreinte à la partie supérieure du dos. Il est bon de dire que se croyant en sûreté contre toute espèce de maladie par cet émonctoire naturel, la malade n'avait même jamais songé à s'en débarrasser.

A peu près vers cette époque, c'est-à-dire un mois ou deux avant que je la vis, cette malade fit une chûte violente à la renverse ; l'hypocondre droit porta sur un corps dur anguleux, qui fit dans cette région une contusion d'autant plus profonde, que dans cette région aucune enveloppe solide ne préserve les organes situés plus profondément. Depuis cette époque elle fut toujours souffrante ; elle éprouvait continuellement une douleur sourde, parfois lancinante dans cette région. Toutes les fonctions digestives étaient troublées, et le phénomène le plus fréquent était le vomissement ; il y avait en même temps toujours un état fébrile avec exacerbations le soir, ce qui donnait l'apparence d'une affection chronique de quelqu'un des organes principaux de la digestion, et le médecin qui lui donnait des soins, sentant à travers les parois de l'abdomen un empâtement dur dans l'hypocondre droit, avait annoncé l'existence d'une hépatite chronique. — Le 3 juin, ayant été chargé par lui de donner des soins à cette malade, j'observai attentivement ce cas intéressant, et soit que j'aie été plus heureux, ou plutôt que j'aie observé dans un moment plus opportun, il me fut impossible de partager l'opinion de mon prédécesseur. En effet, considérant que dans la chute que fit la malade, la contusion eut lieu dans la région lombaire, le foie ne me paraissait avoir dû être atteint que de l'ébranlement auquel avait participé tout le corps. — La malade ne rapportait jamais le siége de ses douleurs dans la région du foie proprement dite, et malgré tous les dérangements de la digestion observés, on n'avait jamais signalé le plus léger ictère, phénomène qui manque rarement dans les maladies soit aigües soit chroniques de cet organe.

L'examen de la région lombaire, siège de la douleur habituelle, fait apprécier l'élargissement notable de cette région, avec empâtement du tissu cellulaire sous-cutané. La pression d'arrière en avant augmente la souffrance et fait sentir, par une pression en sens inverse sur les parois abdominales, une tumeur dure qui se prolonge en haut sous le rebord inférieur du foie que l'on distingue manifestement et se prolonge en bas jusque dans la fosse iliaque.

L'urine est parfaitement limpide, mais d'une couleur un peu brune et laissant déposer par le refroidissement une abondante quantité d'acide rosacique, comme on l'observe dans presque toutes les maladies fébriles un peu intenses. En effet, la fièvre est continue, d'une grande intensité, 120 pulsations par minute, la langue sèche; il y a souvent des nausées, parfois des vomissements et de la constipation; enfin le membre pelvien droit est sensiblement engourdi, de temps en temps douloureux; la constitution paraît sensiblement détériorée, les téguments sont d'une pâleur anémique, le faciès étiré.

Il y avait trop peu de temps que j'avais recueilli la précédente observation, pour qu'il ne me vînt pas à l'esprit d'en rapprocher le cas que j'avais sous les yeux, et qui se trouvait bien moins obscur que le premier. — En effet, la cause matérielle externe, à laquelle venait peut-être se joindre celle de la diminution de la suppuration fournie par la dermatose qui avait en partie disparu, pouvait parfaitement porter à admettre la formation d'un abcès dans une région où les tissus lâches abondent. Tous les signes sensibles venaient s'accorder en faveur de ce diagnostic : élargissement de la région lombaire, douleur continue dans cette région, s'exaspérant par la pression et se prolongeant dans le membre inférieur correspondant, auquel elle communique de l'engourdissement, intégrité de l'état de l'urine, enfin la fièvre continue ; tout cet ensemble de symptômes indiquait déjà suffisamment que c'était autour du rein qu'il se formait une collection purulente indépendante de toute lésion, soit d'un organe voisin, soit du rein lui-même.

Le degré trop avancé de la maladie ne permettant pas d'employer efficacement aucun moyen actif, soit pour prévenir la formation de l'abcès, soit pour en obtenir la résolution, car il était déjà trop bien formé, me força de faire l'expectation ; je n'osai pratiquer l'ouverture du foyer, craignant de ne pas tomber juste dans sa cavité et d'intéresser quelque organe important ; j'aurais désiré qu'une saillie plus sensible dans la région lombaire m'indiquât le lieu précis où devait être plongé le bistouri. Je n'attendis pas vainement, au bout de trois jours il se forma au dessous du rebord de la dernière fausse côte, une tumeur diffuse, pâteuse d'abord, et dans laquelle on put, deux ou trois jours après son apparition, percevoir de la fluctuation. — J'avais déjà trop attendu, connaissant tous les dangers de l'expectation, pour attendre d'avantage, et le jour où la fluctuation fut tout-à-fait manifeste, je plongeai profondément un bistouri au centre de la tumeur sur laquelle je fis une incision de deux pouces de longueur ; il s'écoula par la plaie deux ou trois verres de pus crémeux

épais, un peu sanguinolent, et la malade ne tarda pas
à sentir un soulagement considérable, l'ouverture de la
plaie fut maintenue béante par une mèche de charpie,
et pendant huit jours environ il en suinta un pus de plus
en plus séreux qui se tarit enfin pour laisser la plaie se
cicatriser. — Au bout de ce temps, la région lombaire
avait repris sa largeur normale, il n'y avait plus d'empâtement ni de douleur, la tumeur que l'on sentait dans
l'abdomen avait en partie disparu, la cuisse n'était plus
raide, la fièvre avait graduellement diminué, et la malade jouissant de nouveau de l'intégrité de toutes ses
fonctions normales, avait bientôt pris une apparence de
franche convalescence. — Il ne lui resta plus que l'ecthyma ulcéré, qui fit de nouveaux progrès, malgré les
traitements énergiques qui furent employés avec persé-
vérance. Trois ans après j'ai revu la malade qui était
devenue aussi robuste que par le passé ; elle m'annonça
que sa dartre avait presque disparu sans traitement
sous l'influence de la réapparition de ses règles qui s'é-
taient supprimées lors de sa chute.

Malgré l'heureuse terminaison de ces deux cas, il ne
faut pas croire qu'il en soit toujours ainsi, et l'on ne
peut l'attribuer qu'à l'évacuation du pus par la collection
purulente. Lorsque l'emploi de ce moyen est différé trop
longtemps, soit qu'on ne puisse pas, soit qu'on ne pense
pas à le mettre en usage, l'ouverture de l'abcès se fait
dans le péritoine, qui offre moins de résistance que les
parois extérieures. Aussi est-ce en considération de la
tendance fatale à la fâcheuse terminaison que nous
venons d'indiquer, qu'il faut en général regarder le
pronostic des abcès périnéphriques comme très-grave.
Jamais, en effet, on ne les a vu se terminer spontanément d'une manière favorable.

C'est pour cela qu'on doit énergiquement agir pour chercher à prévenir la formation des collections purulentes, si l'on se trouve assez près du moment où une cause appréciable peut faire soupçonner la possibilité de leur développement ; mais, il faut le dire, ce n'est que par exception que l'on est assez heureux pour obtenir un semblable résultat, il faut donc se résigner à suivre attentivement la marche de l'évolution de ces abcès pour saisir aussitôt qu'il se présente, le moment favorable de donner issue au pus qui s'est formé. — L'on ne saura y mettre trop de promptitude, c'est d'elle en effet que dépend tout le succès.

Lu dans la séance du 6 décembre 1842.